Travail de l'Hôpital des Enfants Malades : Service du Dr BROCA

Docteur Henri LAGARRIGUE

DE LA FACULTÉ DE MÉDECINE DE PARIS

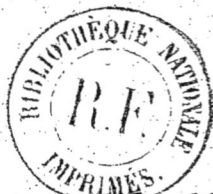

Amygdalite phlegmoneuse

chez le Nourrisson

RODEZ

IMPRIMERIE TECHNIQUE

LOUIS LOUP

13, rue de la Barrière

1908

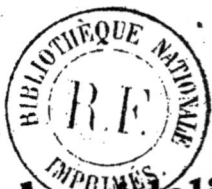

Amygdalite phlegmoneuse

chez le Nourrisson

Travail de l'Hôpital des Enfants Malades : Service du Dr BROCA

Docteur Henri LAGARRIGUE

DE LA FACULTÉ DE MÉDECINE DE PARIS

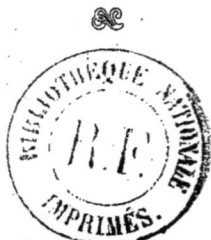

Amygdalite phlegmoneuse

chez le Nourrisson

RODEZ

IMPRIMERIE TECHNIQUE

LOUIS LOUP

15, rue de la Barrière

1908

A MES PARENTS

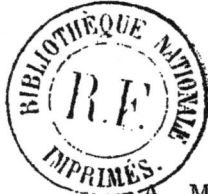

A MES MAITRES
DE LA FACULTÉ DE MÉDECINE
DE PARIS ET DE L'ÉCOLE
DE MÉDECINE DE MARSEILLE

A MES AMIS

A MON PRÉSIDENT DE THÈSE

MONSIEUR LE PROFESSEUR PINARD

PROFESSEUR DE CLINIQUE OBSTÉTRICALE A LA FACULTÉ
MEMBRE DE L'ACADÉMIE DE MÉDECINE

A MONSIEUR LE DOCTEUR AUG. BROCA

PROFESSEUR AGRÉGÉ A LA FACULTÉ
CHIRURGIEN DE L'HOPITAL DES ENFANTS-MALADES

PRÉAMBULE

L'histoire de l'amygdalite phlegmoneuse chez le nourrisson constitue un sujet presque neuf, alors que tant d'autres questions ont été traitées sous toutes leurs formes, à tous les points de vue. Il nous a donc paru séduisant d'en faire le sujet de notre thèse. Ce nous est un agréable devoir de remercier ici M. le professeur agrégé Aug. BROCA, qui, après avoir employé tous ses efforts à nous perfectionner en clinique infantile, pendant le temps trop court que nous travaillâmes sous sa direction, a bien voulu nous fournir les moyens de puiser dans son service de l'hôpital des Enfants-Malades, la matière de notre travail.

Nous n'oublions pas non plus M. le Dr ROLAND, assistant d'oto-rhino-laryngologie, qui nous a aidé de sa compétence bien spéciale en cette question, et nous a fait profiter des observations recueillies par lui parmi les milliers d'enfants passés sous ses yeux à sa consultation des Enfants-Malades.

Quant à M. le Professeur PINARD, qui a eu la bienveillance d'accepter la présidence de notre thèse, qu'il trouve ici l'expression de nos remerciements les plus respectueux.

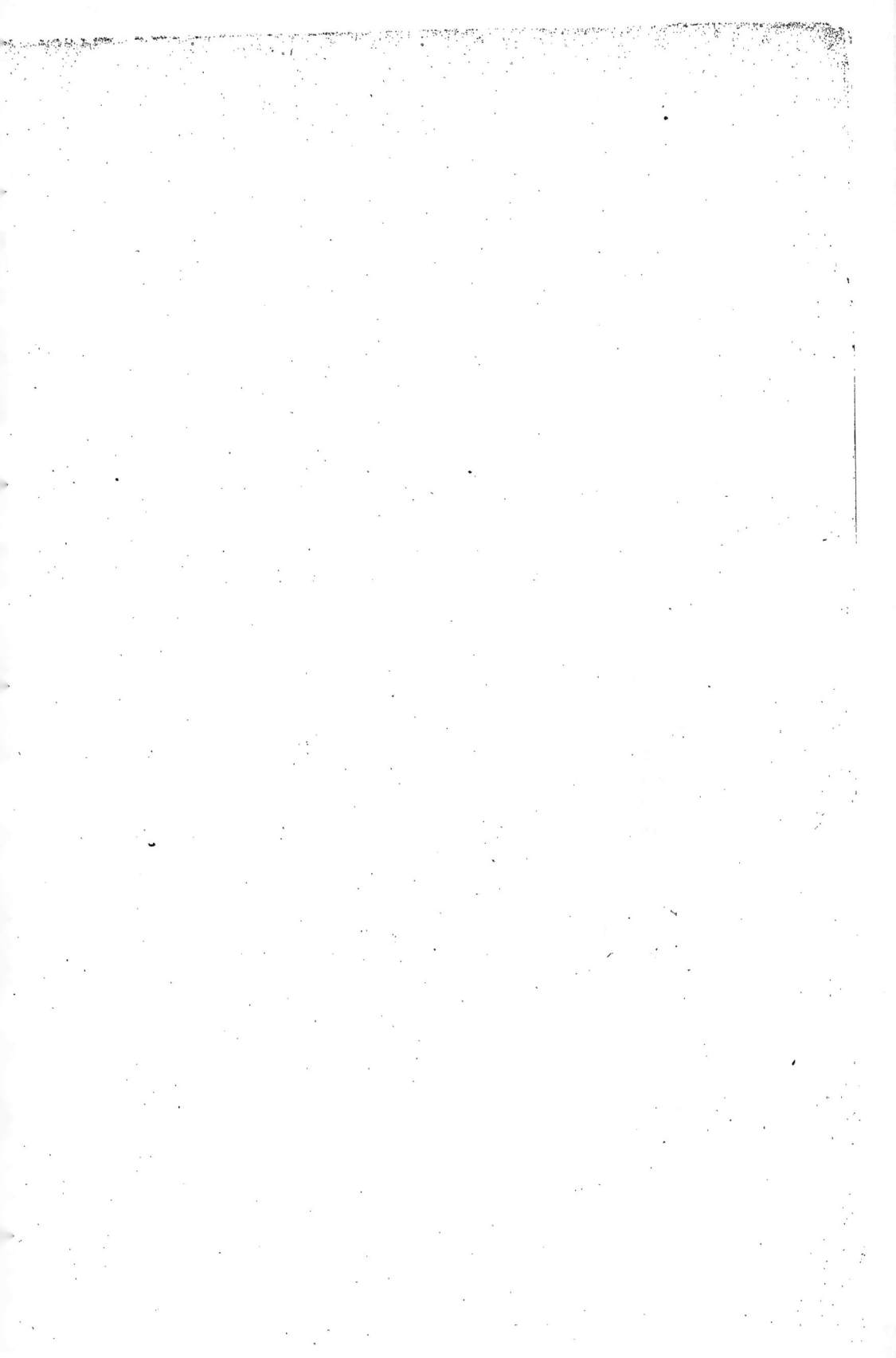

FRÉFACE

« Dans l'affection que l'on désigne habituellement
sous le nom d'amygdalite phlegmoneuse, l'amygdale
même est peu atteinte. Elle est sans doute légèrement
touchée. Mais les lésions importantes et caractéristi-
ques siègent en dehors de cet organe, dans le tissu
cellulaire priamygdalien. C'est donc, à proprement parler, une priamygdalite. L'évolution de la maladie
conduit d'une façon presque constante à la formation
d'abcès, et cette tendance, aussi bien que son aspect
clinique, justifie le mot phlegmoneux. »

Telle est la définition que donne Morestin de l'a-
mygdalite phlegmoneuse dans son article du *Traité
de chirurgie* de Le Dendu et Delbet.

Que l'on restreigne à dix-huit mois l'âge des sujets
atteints de cette affection : c'est jusqu'à cet âge, d'a-
près le Professeur Pinard, que le jeune enfant est
encore un nourisson, et l'on aura les limites précises
dans lesquelles nous voulons renfermer le sujet de ce
travail.

Il nous a paru intéressant sur les conseils de nos
maîtres de traiter ce sujet un peu limité, car, si l'amygdalite phlegmoneuse est une affection fréquente chez

l'adulte, et surtout chez l'adolescent, d'après l'opinion des auteurs qui se sont occupés de cette question, c'est au contraire une rareté chez le nourrisson, pour des raisons anatomiques et anatomopathologiques que nous exposerons au cours de ce travail. Ce peu de fréquence est donc une des raisons qui nous ont décidé à traiter ce chapitre un peu spécial, puisque nous avons eu la bonne fortune d'en réunir trois observations bien précises. Et puis cette affection présente chez le nourrisson quelques particularités intéressantes à noter quant à l'étiologie et au diagnostic. Enfin, de ces particularités se déduisent des règles bien précises pour le traitement.

Après un court exposé de l'anatomie normale et de de l'anatomie pathologique de la région, nous présenterons les observations que nous avons recueillies, ce qui nous semble préférable pour la suite logique de ce travail, et de ces observations nous tirerons les particularités d'étiologie, de diagnostic, d'évolution, de traitement qui en découleront d'une façon toute naturelle.

ANATOMIE

Les amygdales sont des organes lymphoïdes annexés à la muqueuse de l'isthme du gosier. Au nombre de deux, elles sont situées sur la paroi latérale du pharynx, immédiatement en arrière de l'isthme du gosier, entre les piliers du voile. L'amygdale a la forme d'une grosse amande. Ses dimensions varient beaucoup suivant les sujets : chez l'enfant l'amygdale est à peu près lisse : et ses cryptes, peu profondes, ne sont pas oblitérées comme chez l'adulte.

La face interne est recouverte par la muqueuse pharyngienne ; elle présente des orifices conduisant dans les cryptes amygdaliennes. La face externe s'appuie contre le muscle amygdalo-glosse. Au delà se trouve l'espace maxillo-pharyngien dans lequel cheminent la carotide interne, la jugulaire interne, le pneumogastrique.

Le bord antérieur, mal délimité, est en rapport avec le pilier antérieur, le bord postérieur avec le pilier du même nom. Des deux extrémités, l'une, l'inférieure, regarde la base de la langue, la supérieure répond, par l'intermédiaire d'une fossette appelée fossette sus-amygdalienne, à l'angle d'écartement des deux pilliers du voile.

Au point de vue de sa structure, la surface interne de l'amygdale est creusée de diverticules ou cryptes tapissées par la muqueuse pharyngienne. D'autre part, elle reçoit de la face interne de la capsule une série de cloisons verticales qui se dirigeant parallèlement vers sa surface, la divisent en un certain nombre de segments, appelés lobes. Le lobe est limité par un épithélium pavimenteux stratifié ; quant à la couche sous-épithéliale, elle se compose d'un tissu réticulé et de follicules clos, ayant la même signification histologique que ceux que l'on rencontre dans l'intestin.

Au-dessous de l'amygdale et sur son pourtour se trouvent un certain nombre de glandes muqueuses, dont les canaux excréteurs viennent s'ouvrir les uns à la surface même de l'amygdale, les autres dans l'un quelconque de ses diverticules.

'Au total, l'amygdale, composée de lobes morphologiquement et fonctionnellement équivalents, n'est qu'un vaste organe lymphoïde, placé, ainsi qu'un appareil de défense et de protection, à l'origine du tube digestif et de l'arbre respiratoire.

Quant aux piliers qui, somme toute, constituent la base, la voûte de soutènement du voile, ils sont constitués, les antérieurs par les deux muscles glosso-staphylins, les postérieurs par les pharyngo-staphylins.

Entre les piliers antérieur et postérieur de chaque côté se trouve la fossette où se loge l'amygdale.

Chez l'adulte, les cryptes amygdaliennes aux replis chauds et humides de par leur situation au-devant du trajet digestif et respiratoire sont un excellent milieu de culture pour les microbes de toutes sortes, les uns inoffensifs, les autres dangereux ; heureusement la phagocytose incessante et active qui s'opère au niveau de ce tissu lymphoïde détruit une partie de ces organismes malfaisants, ou tout au moins rend inoffensifs ceux qui pourraient être dangereux. Mais qu'un incident local, traumatisme léger, éraillure de la muqueuse — ou immédiat, affection du nez, du rhino-pharynx

— ou général, surmenage, action du froid pendant un temps assez long vienne rompre cet heureux équilibre, cette sorte de paix armée, les microbes se vivifieront, se multiplieront, et nous aurons une infection, allant depuis l'angine ou l'amygdalite catarrhale jusqu'à l'amygdalite phlegmoneuse, et jusqu'enfin à ces pyohémies, à ces septicémies dues au transport dans le milieu sanguin et les divers organes de ces microbes ou des toxines qu'ils élaborent.

Ces conditions d'infection ne se trouvent pas chez le nourrisson, dont les amygdales sont petites et presque lisses, dont par suite de l'absence de suppuration antérieure (le nourrisson n'a pas eu cet incident-là, en raison de son jeune âge), — dont, disons-nous, les cryptes ne sont pas oblitérées, dont les piliers ne sont pas soudés entre eux et à l'amygdale. Peut-être cependant une angine antérieure est-elle passée inaperçue, et a-t-elle déterminé un début de symphyse amygdalienne, amorce des infections futures.

Mais la grande cause des amygdalites phlegmoneuses chez le nourrisson, ce sont les infections du nez et du rhino-pharynx, ces coryzas si fréquents, chez eux, les végétations adénoïdes qui existent déjà chez un si grand nombre, l'inflammation de toute cette vaste nappe lymphatique, amygdale pharyngée, follicules clos échelonnés sur la partie posterieure de la base de la langue, — qui tapisse son arrière-gorge — dans une de nos observations nous pourrons relever peut-être la contagion maternelle.

Quant à savoir si le phlegmon est périamygdalien, ou amygdalien, *sub judice lis est*. Les uns, avec Lasègue, croient à l'existence bien tranchée de phlegmons amygdaliens d'un côté, de phlegmons périamygdaliens de l'autre. Gouguenheim, lui, n'admet pas la division de Lasègue, il n'admet que « comme exceptionnel ce siège de l'abcès de la gorge (périamygdalien) » ; pour lui « c'est l'amygdale qui est le siège de la suppuration, et c'est d'elle que vient le pus qui s'y ramasserait jusqu'à ce qu'il se soit fait jour dans les lacunes de la glande. » Nous ne pouvons prendre parti dans cette discussion, n'ayant pas des éléments d'appréciation assez nombreux. Mais notre avis (d'ailleurs nous sommes conduits à cette façon de penser par la seule lecture des observations que nous avons recueillies) est que les deux sortes de phlegmons, amygdaliens et périamygdaliens existent chez le nourrisson. Dans quelle proportion les uns par rapport aux autres ? il faudrait un plus grand nombre de faits cliniques pour le déterminer.

EXPOSÉ CLINIQUE DES FAITS

Les considérations anatomiques et anatomo-pathologiques que nous venons a exposer dans le chapitre précédent expliquent suffisamment, combien doit être rare l'amygdalite phlegmoneuse chez le nourrisson. Nous en avons recueilli dans le service du Dr Broca, et au dehors trois observations que nous allons exposer avec tous les détails susceptibles de mettre en lumière les divers points intéressants que présente cette affection chez le nourrisson.

OBSERVATION I

Communiquée par MM. MOUCHET et ROLAND,
chargé de consultation spéciale d'oto-rhino-laryngologie à
l'hôpital des Enfants-Malades.

G. T..., 9 mois 1/2. Ses parents sont bien portants, a deux frères également en bonne santé.

Né à terme, nourri au sein par la mère, a fait sa première dent à 8 mois 1/2.

Le 14 mai 1906. — L'enfant a été pris de vomissements, il a été ensuite soigné pour un rhume.

Puis on s'aperçoit qu'il a un gonflement du cou, on lui fait en cette région des applications d'une pommade dont nous ignorons la nature. Pendant ce temps l'enfant ne tétait presque plus, il vomissait son lait, si par hasard il en prenait davantage.

Le 29 mai. — La mère ne le voyant pas mieux portant, se décide à venir consulter à l'hôpital des Enfants-Malades, le Dr Broca.

Au moment de partir, elle administre à l'enfant un *vomitif*.

L'enfant est admis à la crèche de la salle Molland. On constate qu'il a, sur le côté gauche du cou, dans la région sterno-mastoïdenne supérieure, un paquet de ganglions *peu volumineux*, isolables les uns des autres, mous au toucher. Dans le fond de la gorge, on aperçoit une saillie très prononcée de l'amygdale gauche, avec un gonflement considérable du pilier antérieur et de tout le côté gauche du voile du palais. Entre la tuméfaction vélo-palatine, et le paquet ganglionnaire carotidien, on ne sent pas de continuité ; on se décide à ouvrir cet abcès.

Au cours du nettoyage préalable de la gorge, pour enlever les mucosités qui recouvrent l'amygdale, M. le Dr Mouchet et le Dr Roland voient sourdre du pus liable, de bonne nature, en très notable quantité, *par les deux narines*. En même temps la tuméfaction périamygdalienne s'est affaissée, il s'est certainement écoulé un verre à liqueur de pus.

1er juin. — L'enfant quitte le service en bon état.

4 juin. — L'enfant revient se montrer, il est en très bon état. Rien de spécial à noter.

Depuis ce jour l'enfant est en excellente santé. On vient de le réaximiner ; la gorge est dans un parfait état.

OBSERVATION II

Communiquée par le Dr ROLAND, chargé de consultation spéciale d'oto-rhino-laryngologie à l'hôpital des Enfants-Malades.

G... Roger, 8 mois.

Enfant né à terme, nourri au sein. Aucune maladie antérieure, toujours état général très bon. A eu il y a quinze jours une bronchite s'accompagnant de toux légèrement quinteuse.

Le 1er décembre 1906. — On commence à noter de la fièvre, avec insomnie totale. L'enfant gémit, et pousse des cris la nuit, en même temps la *respiration se fait plus difficilement* ; l'état général s'est altéré. Ces jours derniers la dyspnée est devenue de plus en plus intense, à aucun moment on n'a signalé de *la difficulté pour avaler.*

Le 8 décembre. — L'enfant est envoyé à l'hôpital en consultation de médecine, de là on le renvoie à la consultation spéciale du Dr Broca.

La première chose qui frappe en examinant l'enfant, c'est un tirage *sus et sous-sternal.*

La salive s'écoule en abondance, le teint est terreux, l'enfant porte la tête en arrière, comme pour faciliter la respiration : la bouche est ouverte. L'enfant, fébrile, ne dort pas depuis huit jours.

L'examen local montre un empâtement profond de la région sous-amygdalo-maxillaire droite, profondément. A l'ouverture de la bouche, très difficile à pratiquer, quoiqu'il n'y ait *pas de trismus* proprement dit, on aperçoit une tuméfaction volumineuse du voile du palais, occupant la moitié droite. L'amygdale droite est repoussée au delà de la ligne médiane si bien que l'isthme du gosier est presque complètement obstrué ; il n'y a aucun dépôt blanchâtre, ou pultacé, ni de fausses membranes sur les amygdales ; la luette n'est pas œdématiée : on porte le diagnostic d'amygdalite phlegmoneuse, et on décide de donner issue au pus.

L'opération a lieu immédiatement (Drs Mouchet et Roland). L'enfant est couché sur la table d'opération, la tête pendant hors de la table, et en position déclive ; on ne pratique pas d'anesthésie, la bouche est ouverte au moyen d'un ouvre-bouche, et avec un bistouri dont on limite la partie tranchante au moyen d'une bande de diachylon de façon à n'avoir que la pointe de libre sur un centimètre environ, on incise en plein voile du palais, dans la partie

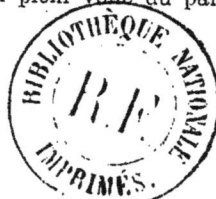

sus-amygdalienne droite ; il s'écoule un îlot de pus bien lié ; l'enfant est mis la tête en bas, comme dans l'ouverture d'un abcès rétropharyngien ; on nettoie sa cavité buccale avec des éponges montées.

On revoit l'enfant le lendemain et le surlendemain.

La guérison a été immédiate, la fièvre est tout à fait tombée, la nuit a été calme, la dyspnée a complètement disparu.

OBSERVATION III

Communiquée par le Dr ROLAND.

R..., 2 mois 1/2. Nourrie au sein par sa mère, très bien portante, s'élève facilement.

La mère est atteinte, du 13 au 5 août, d'une angine qu'elle néglige de soigner, et continue à donner le sein à son enfant.

20 août. — On remarque chez l'enfant un peu de garde-robe verte.

27 août. — L'enfant respire en « graillonnant ». Du 25 août au 1er septembre, l'état général de l'enfant est devenu moins bon : son poids s'est abaissé de 4 kil. 830 à 4 kil. 715 grammes.

1er septembre. — A ce moment on pratique l'examen de l'enfant, qui par instants est grognon.

L'auscultation de la poitrine ne présente rien de particulier, l'examen de la gorge non plus ; le Dr Sichère, médecin traitant, à qui nous devons ces renseignements, croit à un léger degré de trachéite supérieure, qui serait la cause du graillonnement ; il n'y a pas de fièvre.

3 septembre. — On administre à l'enfant du sirop d'ipéca. Apparaît alors, à son début, de l'œdème dur, siégeant à la région externe gauche du cou, il n'y a toujours pas de température : le poids s'est abaissé à 4 kil. 680 gr.

3 à 5 septembre. — La température s'élève de 37°3 à 39°5. L'enfant a de l'insomnie, les tétées se font mal, les

garde-robes sont diarrhéiques. Concurremment à l'œdème externe apparaît presque subitement une augmentation de volume de l'amygdale gauche, qui vient obstruer l'isthme pharyngien et envoie dans le pharynx un prolongement de 2 à 3 centimètres.

6 *septembre*. — La situation est au pire, la nuit a été très mauvaise, l'enfant très agitée a eu des convulsions, *elle respire très mal*. La température a atteint 40° ; le Dr Roland est appelé et pratique l'examen de l'enfant : au cours de cet examen il voit sourdre du pus de l'amygdale, fait le diagnostic d'amygdalite phlegmoneuse, et énonce un pronostic très rassurant.

7 *septembre*. — L'amélioration est très manifeste. La température n'est plus que 38°5. L'amygdale a diminué de volume, l'empâtement extérieur diminue en même temps. L'enfant recommence à téter, le poids est seulement de 4 kil. 440 grammes.

8 *septembre*, — Il n'y a plus de fièvre. Les tétées, le sommeil sont normaux, un lavage d'intestin ramène quelques membranes dont l'aspect rappelle celui du vermicelle.

L'empâtement externe reste la seule trace de cette amygdalite, et disparaît lui-même complètement en quatre à cinq jours.

La maladie est finie, l'enfant reprend sa marche en avant, elle récupère son poids antérieur, puis continue sa courbe ascendante et la guérison est complète et définitive.

REMARQUE. — A aucun moment de l'affection, l'examen de la gorge que l'on a soigneusemnt pratiqué tous les jours n'a montré une inflammation du pilier antérieur, l'amygdale seule était uniformément grosse et rouge, sans po.... blanc. On voyait, en bas et en arrière, un prolongement du tissu spongieux amygdalien, qui n'avait, lui non plus, à aucun moment, aucun apport inflammatoire avec le pilier postérieur.

En résumé, l'affection dont l'observation est relatée ci-dessus, était une amygdalite suppurée gauche, chez une enfant de 3 mois 1/2, *nourrie au sein maternel*. Peut-être y aura-t-il lieu d'incriminer au point de vue étiologique, la contagion maternelle. L'évolution en a été sournoise et lente du 20 août au 3 septembre. A ce moment les phénomènes morbides ont atteint leur summum d'acuité, les symptômes locaux sont apparus, la collection s'est ouverte et vidée d'elle-même ; la guérison commencée immédiatement, a été très rapide et très absolue. L'ipéca a été le seul médicament administré.

De la seule lecture de ces observations, découlent un ensemble de particularités que nous allons immédiatement mettre en relief.

CHAPITRE PREMIER

FRÉQUENCE

Et d'abord c'est la rareté de cette affection chez le nourrisson. Cette rareté est la conséquence logique de l'anatomie normale et de l'anatomie pathologique ｴe l'amygdale chez le nourrisson : nous en avons déjà parlé : il est inutile d'insister sur ce point.

Les quelques opinions personnelles que nous avons pu recueillir tendent à justifier cette constatation.

M. le professeur Pinard, avec la haute autorité de sa longue pratique, a bien voulu nous dire qu'il n'avait vu qu'un très petit nombre d'amygdalites phlegmoneuses chez le nourrisson et les archives de sa clinique n'en renferment pas, nous a dit son chef de clinique M. le Dr Mouchotte, une seule observation.

M. le Dr Cuvillier, qui est chargé de la consultation d'oto-rhino-laryngologie à la polyclinique du professeur Hutinel à l'hôpital des Enfants-Malades, et qui a été assez aimable, ce dont nous le remercions ici, pour nous communiquer son opinion, basée sur l'examen de plusieurs milliers d'enfants, dont un grand nombre de nourrissons, nous a avoué n'avoir jamais, autant qu'il lui en souvienne, rencontré d'amygdalite phlegmoneuse chez le nourrisson. Il attribue d'ailleurs cette rareté aux particularités anatomiques et anatomopathologiques de l'amygdale du nourrisson que nous avons déjà exposées.

Le Dr Boulay n'en a pas rencontré non plus. Les archives de consultations de l'hôpital des Enfants-Malades, consultations dont M. le Dr Roland est chargé depuis quatre ans, et où il voit à peu près deux mille enfants par an, ne renferment que les deux cas dont nous avons publié ci-dessus les observations.

Quant aux recherches bibliographiques, elles ont été nulles.

Le Dr de Angelis, dans une étude sur l'angine phlegmoneuse et son mode de formation, publiée dans les *Archives italiennes de larygologie*, dit que l'amygdalite phlegmoneuse est rare chez l'enfant, à plus forte raison l'est-elle chez les nourrissons, qui ne constituent qu'une faible proportion dans le nombre total des enfants.

Dupré, dans le *Traité des maladies de l'Enfance* de Grancher, décrit l'amygdalite phlegmoneuse et la périamygdalite phlegmoneuse, mais s'agit-il de nourrissons ? L'âge des enfants n'est nullement spécifié : d'ailleurs c'est un simple exposé clinique des symptômes, et il semble bien que l'auteur a voulu parler de la seconde enfance, plutôt que du nourrisson.

Les auteurs sont divisés, ainsi que nous le disions plus haut, sur cette question : « Le phlegmon de l'amygdale est-il un phlegmon périamygdalien ou un phlegmon amygdalien ? » Lasègue admet qu'il en existe des uns et des autres ; pour lui, les phlegmons périamygdaliens seraient les plus fréquents, les amygdaliens pure exception. De Angelis, dont nous citions tout à l'heure l'opinion, prétend que le phlegmon est plutôt péri ou supratonsillaire que tonsillaire, cela en raison de la conformation anatomique de la glande. « Il existe, dit-il, dans l'amygdale des diverticules où se trouve une plus grande partie de tissu tonsillaire. Les glandes muqueuses se trouvent séparées, et plus haut situées que le hile de l'amygdale. Le passage des micro-organismes à travers le hile se fait toujours dans le tissu tonsillaire et non dans les glandes muqueuses. Le

phlegmon a toujours son siège en dehors de la
tonsille proprement dite et prend naissance à la suite
du dépôt des germes dans les cryptes du hile soudées
entre elles par ᴄes processus cicatriciels ou inflamma-
toires. De ce point le processus se répand dans le tissu
lymphoïde situé autour du hile, et ce tissu en ressent
les premières atteintes. Une preuve est que la maladie,
maintes fois dans ses phases, ultimes, va s'ouvrir dans
le pharynx.

Dupré admet les phlegmons amygdaliens et les
périamygdaliens. Morestin de même.

Gouguenheim, dont nous avons cité plus haut les
propres expressions, est. d'un avis opposé. Pour lui,
c'est toujours l'amygdale qui est le siège primitif de
l'infection, le phlegmon périamygdalien n'est que le
résultat de l'extension au tissu cellulaire et lymphoïde
périamygdalien de l'infection qui a pris naissance oans
l'amygdale. Nos observations nous permettent d'affirmer qu'il y a des phlegmons amygdaliens purs (observation 3) et des phlegmons périamygdaliens ᴀvec
participation de l'amygdale. Ceux-ci sont-ils consécutifs à l'infection primitive de l'amygdale : nous ne
pouvons l'affirmer ni le nier.

Quant à la fréquence relative ue ces deux variétés
de phlegmons, leur personnalité (si on peut ainsi parler) une fois admise quelle est-elle ? Morestin admet
que le phlegmon péritonsillaire est plus fréquent que
l'amygdalien proprement dit, mais il s'agit là d'adul-
tes. Dupré prétend au contraire que « le phlegmon
péritonsillaire est plus rare chez les enfants que le
phlegmon amygdalien ». De nos trois observations
deux, la première et la deuxième, se rapportent à des
phlegmons périamygdaliens, la troisième seule à un
phlegmon amygdalien. Mais trois faits cliniques ne
suffisent pas pour servir de base à une loi générale sur
un sujet ainsi contesté. Nous resterons donc dans
l'expectative sur cette fréquence relative des deux
variétés de phlegmons de l'amygdale.

CHAPITRE II

ÉTIOLOGIE

L'âge des enfants dont nous avons publié les observations paraît être tout à fait indifférent à l'apparition
de l'affection. Le premier avait 9 mois 1/2, le deuxième 8, le troisième 2 mois 1/2 seulement. Il ne semble
pas y avoir le moindre rapport entre cet âge et la
maladie qui est survenue chez les trois à des âges
différents. D'ailleurs il ne paraît pas qu'il y en put
avoir le moindre, puisque les conditions de contagion
suffisantes pour créer la maladie, et sur lesquelles
nous insisterons dans un moment peuvent se trouver
réalisées à un âge quelconque pour ce nourrisson.
Ainsi du sexe. Quant à l'état général de ces enfants, il
était bon avant l'apparition de l'affection ou de sa
cause immédiate. Tous trois étaient des enfants que
leur mère ne se contenta pas de mettre au monde, et
qui ne connurent pas les fâcheux aléas d'un allaitement par une nourrice, ou qui pis est, par un biberon
plus ou moins propre et un lait de vache ou autre peu
apte par sa composition et son état imparfait de pureté
à leur alimentation. On ne peut donc point incriminer
cette étiologie.

Comme affections antérieures on retrouve chez l'un
d'eux un rhume, chez l'autre une bronchite. Il nous
paraît donc que de l'étude de nos observations, on peut

dégager et mettre en relief deux points importants au point de vue étiologique.

Il y aurait d'abord une origine que nous appellerons primitive : parce que le fait qui paraît être la cause a été pour ainsi dire contemporain de l'amygdalite, ou du moins ne l'a précédé que de très peu. Il s'agit de ces deux enfants dont l'un a eu un rhume, l'autre une bronchite. Dans ces deux cas la porte d'entrée certaine a été évidemment le nez (d'où la nécessité de veiller sur l'état du nez chez le nourrisson). De là l'infection gagne le rhino-pharynx, le pharynx, les végétations adénoïdes, si fréquentes chez l'enfant, ainsi que la démonstration en a été faite. La mère de l'un de ces enfants nous a dit — l'observation le relate — qu'il respirait en graillonnant, il était couché la bouche ouverte. Sans doute une part de ces phénomènes revient à l'amygdalite. Mais la plus grande ne doit-elle pas être attribuée à ces végétations adénoïdes ? De ces végétations de l'arrière-pharynx les germes ont gagné l'amygdale. Si les amygdalites phlegmoneuses sont si rares chez l'enfant, c'est, comme nous l'avons dit, que l'amygdale est petite, presque lisse chez lui, et que son intégrité au point de vue des affections antérieures, en fait un organe peu propre à la multiplication des microorganismes pathogènes. Mais ces enfants avaient peut-être pour une raison inconnue une ulcération de l'amygdale, aussi légère soit-elle ; ou bien encore se sont-ils trouvés dans des conditions générales qui ont favorisé l'action des microbes sur leurs amygdales en état de moindre résistance par suite de l'état général moins bon. Les observations ne nous permettent pas d'affirmer ces faits-là, car elles ne commencent qu'au moment où l'affection est déjà installée : elles ne sont donc pas d'un grand secours pour déceler la porte d'entrée de l'infection.

Quant à l'enfant dont l'affection fait le sujet de l'observation n° 3, il nous paraît que l'on peut juxtaposer à son amygdalite une cause que nous appelle-

rons en quelque sorte secondaire, ou exogène, c'est la
contagion. Si l'on se reporte à l'observation, on y lit
que la mère a eu une angine du 13 au 26 août 1906,
qu'elle ne s'est pas soignée, et que durant toute la durée de cette affection elle a continué de donner le sein
à son enfant. Or l'amygdalite phlegmoneuse de l'enfant a débuté peu de jours après, et nous pensons
qu'il faut voir entre les deux affections, celle de la
mère et celle survenue ensuite chez l'enfant, un rapport
de cause à effet. D'ailleurs les auteurs de traités d'obstétrique et d'allaitement conseillent à la mère ou à la
nourrice de suspendre l'allaitement du nourrisson pendant le temps qu'elles sont atteintes d'une maladie
infectieuse. Pour ce qui est de l'amygdalite, entre autres, Ribemont-Dessaigne et Lepage, dans leur *Précis
d'obstétrique*, disent que l'allaitement peut être continué, si l'amygdalite de la mère ou de la nourrice est
légère. Mais dans l'observation dont nous parlons
pour l'instant, cette amygdalite qui n'a pas été soignée,
qui a mis une douzaine de jours au moins à évoluer,
était-elle une amygdalite légère ? c'était ce que la mère
n'a pu préciser : nous ne pouvons donc en mesurer le
degré de virulence. Mais, puisqu'une amygdalite phlegmoneuse a succédé chez l'enfant à celle de la mère,
quelle qu'ait été sa gravité, on peut nous semble-t-il,
admettre la contamination de l'enfant par la mère. Ce
transport des germes s'est-il produit par l'intermédiaire du lait ? Cela est fort probable. Les bactériolo-
gistes ont retrouvé dans le lait de nourrices atteintes de
maladies infectieuses les microbes causes premières de
ces infections, et il est fort possible que le streptoco-
que, cause de l'amygdalite de la mère ait passé dans
son lait, et absorbé avec celui-ci par l'enfant, se soit
développé au niveau de ses amygdales et ait produit le
phlegmon. Ou bien la contagion, si on ne l'admet pas
par l'intermédiaire du lait, s'est-elle faite d'une façon
plus directe, pour ainsi dire, par transport immédiat
au cours de ces embrassements, de ces caresses que toute

mère affectueuse ne cesse de prodiguer à son enfant. Cela est aussi possible, mais reste à prouver d'une façon rigoureusement scientifique. Quelques nations ont entrepris des croisades contre le baiser, grand vecteur des germes pathogènes ; il y a lieu de croire que cette levée de boucliers contre une pratique d'un usage si répandu a eu comme point de départ des constatations scientifiques, peut-être même des faits cliniques que nous ignorons.

CHAPITRE III

SYMPTOMATOLOGIE

Avant que d'exposer les quelques particularités symptomatiques que présente l'évolution de l'amygdalite phlegmoneuse chez le nourrisson, il nous paraît nécessaire de résumer brièvement celle de la même affection chez l'adulte : car le tableau clinique de l'un rappelle d'une façon presque complète celui de l'autre et nous n'aurons à mettre en relief qu'un petit nombre de points spéciaux.

Nous diviserons cette évolution symptomatique de l'amygdalite phlegmoneuse en trois périodes.

PÉRIODE DE DÉBUT. — Il y a généralement un frisson, ce qui fait ressembler le début de cette affection à celui de la pneumonie ; la fièvre s'installe élevée, la température peut d'emblée dépasser 40° ; comme symptôme objectif, on observe de la rougeur de l'amygdale atteinte.

PÉRIODE D'ÉTAT. — Au quatrième jour la maladie a atteint son apogée. La bouche est entr'ouverte, « la salive s'en écoule continuellement » (Dieulafoy), la respiration est gênée et bruyante, la voix nasonnée : on peut pour ainsi dire faire le diagnostic de l'amygdalite phlegmoneuse en écoutant parler le malade (il s'agit évidemment ici de l'adulte) ; la déglutition est très pénible et s'accompagne de violentes grimaces, le trismus est très intense, ce qui rend l'ouverture de la bouche et par suite l'examen local très difficiles et fort douloureux.

L'examen de la gorge est fort difficile, parce que le malade a la plus grande peine à abaisser la mâchoire. Au moyen d'un ouvre-bouche, on arrive tout de même à le pratiquer et on fait les constatations suivantes : il y a une rougeur intense et un gonflement appréciable du voile et des pilliers d'un seul côté, la muqueuse est fortement œdématiée surtout au milieu et en avant de l'amygdale, l'amygdale est repoussée au milieu de l'isthme du pharynx qu'elle arrive presque quelquefois à obstruer, la luette est tuméfiée. Au doigt on sent un empâtement profond et considérable de toute la région, le toucher d'ailleurs, est horriblement douloureux.

Cependant, l'état général est mauvais, la fièvre est fort élevée, atteignant et dépassant même 40°, le malade ne peut jouir d'un instant de sommeil, petit à petit la douleur, de laminante et gravative qu'elle était jusqu'ici, devient pulsatile, signe que le pus est formé, et nous nous acheminons ainsi vers la troisième période, la période terminale de l'affection.

PÉRIODE DE TERMINAISON. — En général du sixième au huitième jour (Dieulafoy), l'abcès s'ouvre spontanément, cette ouverture se fait au-dessus de l'amygdale, à l'intersection des piliers, et le malade rend par la bouche ou le nez, ou vomit ou avale une quantité généralement assez considérable de pus sanguinolent d'une odeur fétide. A partir de ce moment la douleur cesse, les symptômes objectifs disparaissent peu à peu et quelques jours après l'évacuation de l'abcès la guérison est complète.

D'une façon générale le tableau clinique de l'évolution de l'affection chez le nourrisson est exactement superposable à celui que nous venons d'esquisser rapidement de l'évolution chez l'adulte ; pourtant quelques symptômes ou bien s'exagèrent chez lui, ou bien sont réduits à leur plus simple expression : nous allons les passer en revue et nous y appesantir un instant.

Et d'abord le symptôme qui domine la scène chez le nourrisson c'est la dyspnée. Que l'on consulte l'observation n° 2 on y lira que l'enfant dont l'affection a commencé vers le 1ᵉʳ décembre 1906 est en proie vers le 8 du même mois, à une dyspnée intense : c'est sans doute ce symptôme si inquiétant, si accusé qu'on peut parfois flaire en présence de tels cas le diagnostic de croup, qui décide la mère à l'amener à l'hôpital. Là on constate un tirage intense sus et sous-sternal. Dans l'observation n° 3 les choses sont peut-être plus nettes encore. Le 27 août 1906 on remarque qu'il respire en « graillonnant ». M. le docteur Sichère qui l'examine le 1ᵉʳ septembre attribue ce graillonnement à une trachéite supérieure. Cet état continue : le 6 septembre l'enfant *respire très mal*. C'est à ce moment que le médecin traitant de l'enfant, en présence de ces symptômes si peu rassurants, envoie chercher le Dʳ Roland.

Quant au troisième enfant, celui de l'observation n° 1, l'observation est imprécise sur les symptômes de début, puisque le jour même où on le porte à l'hôpital on ouvre son abcès, ou plutôt on assiste à son ouverture spontanée.

Cela établit bien la prédominance de ce symptôme : dyspnée, que nous donnions tout à l'heure comme le signe le plus important de l'amygdalite phlegmoneuse du nourrisson. Quels sont les caractères de cette dyspnée ? Elle est précoce : chez les deux enfants c'est le phénomène qui donne pour ainsi dire l'éveil aux parents ; — elle est intense, elle aboutit au tirage sus et sous-sternal (observation n° 2), elle donne lieu pendant le sommeil à un bruit assez intense.

Au contraire la dysphagie, qui, chez l'adulte, est un des signes les plus importants, les plus apparents de l'affection, est peu accentuée chez l'enfant : de nos trois observations, un seul enfant, celui de l'observation n° 1, dont la nutrition s'était un peu ralentie, vomissait son lait, si sa mère essayait de lui en faire absorber un peu plus qu'à l'ordinaire : et encore cet « un peu plus », qui est une expression de la mère, ne veut-il pas dire trop et dans ce cas ce soi-disant vomissement ne doit-il pas être assimilé à une simple régurgitation, comme cela se produit fréquemment chez les enfants que l'on laisse au sein trop longtemps ? Évidemment les trois enfants tétaient moins régulièrement qu'à l'état sain ; mais l'anorexie accompagnant une température aussi élevée que celle qu'ils atteignaient suffit à expliquer cela, et en aucun endroit de nos observations il n'est dit que la difficulté d'avaler fût la cause de cette alimentation diminuée... A quoi attribuer cette absence presque complète de gêne de la déglutition ? La tuméfaction de l'amygdale serait-elle relativement moindre que chez l'adulte et l'isthme pharyngien serait-il par là plus perméable ? Cela ne découle pas de l'examen de nos observations ni de l'anatomie pathologique de l'affection.

« Dans quelques cas, dit Bokay (*Traité des maladies de l'enfance*. Tome II. Abcès rétro-pharyngien), le malade peut, en prenant certaines positions, diminuer la douleur qui accompagne la déglutition, dans d'autres cas, on peut voir un abcès étendu gêner à peine la déglutition notamment quand la collection purulente, au lieu de proéminer est étalée et rétrécit à peine le pharynx. » Cette explication toute mécanique peut sans doute s'appliquer au phlegmon de l'amygdale et rendre compte du peu de dysphagie que nous avons rencontré dans nos observations.

Un autre symptôme, capital chez l'adulte, et presque totalement absent chez le nourrisson, c'est le trismus, cela est bien spécifié dans l'observation n° 2 : l'ouverture de la bouche, y lisons-nous, était difficile ; mais il n'y avait pas à proprement parler de trismus.

Il ne peut naturellement pas être question de modifications de la voix chez le nourrisson, qui n'émet pas encore de sons articulés, mais parallèlement à l'adulte, le seul ordre de sons qu'il émette, et qui est le cri, est transformé dans le même sens ; au lieu d'être aigu, vibrant, clair, comme il est normalement, le cri est éteint, étouffé, nasonné. La raison anatomique de ce changement de timbre du cri est la même que chez l'adulte : c'est le rétrécissement du vesticule bucco-pharyngé par filtration des piliers, et l'obstacle mis par ce rétrécissement à la production des divers harmoniques qui donnent à la voix ou au cri son timbre spécial.

Chez l'adulte l'état général reste relativement bon assez longtemps : chez le nourrisson au contraire cet état général est rapidement mauvais. Dans l'observation n° 3, qui est de celles que nous avons la plus précise, parce que l'enfant a été soigné dès le début, et que le médecin a noté au fur et à mesure qu'ils se produisaient les divers symptômes, on constate au 27 août, alors que l'affection a débuté vraisemblablement aux environs du 20, une aggravation assez sensible de l'état général. Le poids de l'enfant, qui a été pris d'une façon régulière (et l'on sait que c'est le meilleur critérium de l'état de santé d'un nourrisson), le poids de l'enfant, disons-nous, a déjà diminué du 20 au 27 août, de 115 grammes, ce qui est appréciable sur 4 kgr. 830 que pesait l'enfant avant le début de la maladie. Et cet état général empirera à mesure que l'affection poursuivra sa marche en avant, de telle sorte, que le 7 septembre, c'est-à-dire le lendemain de l'ouverture et de l'évacuation spontanée de la collection purulente, le poids sera seulement de 4 kgr. 440 : c'est dire qu'en une quinzaine de jours l'enfant a perdu presque 400 grammes, soit près de 10 % de son poids primitif. On voit par là combien l'affection a eu un retentissement sérieux et rapide, puisqu'il a suffi d'une quinzaine de jours, sur l'état général de l'enfant. Les autres observations sont moins précises à ce sujet, parce qu'elles ont été rédigées sur les seuls renseignements des parents. Ceux-ci n'ont pas eu le soin de peser leur enfant : mais on ne peut douter que s'ils l'eussent fait,

les résultats des pesées n'eussent été les mêmes que
dans l'observation n° 3, et que l'examen de ces résultats ne vienne confirmer aujourd'hui ce que nous avan-
cions tout à l'heure : la précocité et l'importance de
l'aggravation de l'état général chez le nourrisson atteint d'un phlegmon de l'amygdale.

Quant aux autres signes cliniques, ils sont exactement les mêmes chez les nourrissons que nous les avons
précédemment décrits chez l'adulte : il nous paraît
donc inutile de les passer de nouveau en revue.

CHAPITRE IV

ÉVOLUTION

L'amygdalite phlegmoneuse de l'adulte évolue vers la guérison dans une durée d'environ huit jours. L'évolution chez le nourrisson, du moins d'après nos observations, semble bien être la même que chez l'adulte. Les débuts en sont parfois assez lents et sournois : mais dès que l'affection est vraiment bien caractérisée elle évolue vers l'ouverture de l'abcès dans le même laps de temps que chez l'adulte. Souvent cette ouverture de la collection est spontanée : dans l'observation n° 3, par exemple. Dans l'observation n° 1, il a suffi de placer l'abaissement et de se livrer à un nettoyage préalable des amygdales en vue de l'incision de l'abcès, pour que celui-ci s'ouvrît de lui-même, donnant issue au pus. Dans la seule observation n° 2, le phlegmon a été ouvert au bistouri. Quant au rejet du pus, il a lieu par la bouche, par vomissement après avoir été avalé, ou simplement par expectoration. Dans l'obser-

vation n° 1 la position de l'enfant couché sur la table
la tête inclinée et déclive, fait qu'il rend son pus par
les narines. L'enfant n° 2 l'eût rendu peut-être de
même si on avait eu soin de lui mettre immédiatement la tête en bas. Quant à l'enfant n° 3, il l'a tout
naturellement rendu par la bouche, par expectoration.

CHAPITRE V

COMPLICATIONS

Les principales complications de l'amygdalite phleg-moneuse chez l'adulte sont la gangrène, l'œdème laryngé, la phlébite de la veine jugulaire avec infec-tion purulente, l'ouverture du phlegmon dans le tissu cellulaire du cou, la thrombose des veines jugulaires, l'ulcération d'artères suivie d'hémorragies redoutables (on en a même vu de mortelles) (Vergely. Perforation de la carotide interne dans l'angine phlegmoneuse). Ces complications sont d'ailleurs très rares, le phleg-mon de l'amygdale étant dans le plus grand nombre des cas une affection bénigne. Nous n'en avons observé aucune chez nos trois nourrissons : nul doute qu'elles n'eussent pu se produire dans des conditions que nous ne pouvons pas plus préciser qu'on ne l'a fait pour l'adulte. Mais la complication qui nous paraîtrait de-voir se produire avec le plus de facilité, c'est le phlegmon latéro-pharyngien, par propagation de voi-sinage immédiat. D'ailleurs nous ne l'avons pas observé non plus.

CHAPITRE VI

DIAGNOSTIC

Le diagnostic de l'amygdalite phlegmoneuse chez le nourrisson ne présente pas de grandes difficultés. Il suffit, en face des symptômes objectifs et subjectifs se rapportant à cette affection et que nous avons exposés plus haut, de penser à la possibilité du phlegmon de l'amygdale, pour en faire immédiatement le diagnostic. Mais généralement, lorsqu'on se trouve en face de ces signes, on pense plutôt à un phlegmon latéro ou rétro-pharyngien, en raison de la fréquence plus grande de ce genre d'affections. Aussi insisterons-nous un instant sur les signes spéciaux qui permettent de faire le diagnostic de ces deux affections et du phlegmon de l'amygdale.

L'abcès rétro-pharyngien est assez facile à différencier du phlegmon de l'amygdale car, si les signes généraux rappellent ceux de l'amygdalite phlegmoneuse, il suffit de se livrer à un examen local attentif, pour faire la différence. Les signes de la collection, rougeur, œdème, fluctuation siègent dans ce cas sur le pharynx et non point sur les amygdales ou le voile du palais. De plus il semble que la dysphagie soit plus violente que dans le cas du phlegmon amygdalien.

Mais où la confusion peut plus facilement se faire, c'est avec l'abcès latéro-pharyngien. Aug. Broca a bien étudié cette question et a bien montré l'importance qu'il y a de faire un diagnostic exact, puisque le traitement chirurgical est différent. Dans le cas de phlegmon latéro-pharyngien, on doit toujours, telle est l'opinion de Broca, donner issue au pus par une incision pratiquée extérieurement, le long du bord postérieur du sterno-cléido-mastoïdien, tandis que le phlegmon de l'amygdale doit toujours être abordé par la bouche.

Quels sont donc les symptômes d'après lesquels nous établirons ce diagnostic si important ? D'après Gouguenheim, cela est très difficile. « La tuméfaction rétro-angulo-maxillaire, la douleur à ce niveau existent, mais à un moindre degré dans l'amygdale phlegmoneuse. Surtout le gonflement pharyngien n'a pas le même siège, c'est en arrière du pilier postérieur que la paroi du pharynx est soulevée dans le cas d'abcès latéro-pharyngien ; c'est le *grand caractère*, d'ailleurs il peut y avoir coïncidence, et le phlegmon péri-pharyngien peut reconnaître pour cause une amygdalite phlegmoneuse. » Selon cet auteur encore, l'énorme adénopathie sous angulo-maxillaire que l'on constate dans l'abcès latéro-pharyngien, n'existerait pas, ou du moins à un degré moindre dans l'amygdalite phlegmoneuse, et dernier signe enfin, l'évolution de l'abcès latéro-pharyngien aurait une plus longue durée. Comme on le voit, ces signes sont assez difficiles et demandent à être minutieusement recherchés, étant donnée l'importance du diagnostic entre les deux affections.

Quant à confondre un phlegmon de l'amygdale avec des polypes du naso-pharynx, cela semble difficile ; aussi n'insisterons-nous pas sur ce point de diagnostic.

CHAPITRE VII

PRONOSTIC

Le pronostic de l'affection est très bénin. « On ne meurt presque jamais d'une amygdalite phlegmoneuse suppurée, à moins qu'elle ne coïncide avec des inflammations viscérales », dit Gouguenheim. Or ces inflammations viscérales sont très rares chez l'enfant, et leur possibilité ne viendrait que rarement assombrir le pronostic.

Quant au traitement chirurgical, il ne présente non plus aucune gravité. Il a pu se produire, il est vrai, chez l'adulte des hémorragies graves, dues à la section d'artères importantes, voire même de la carotide interne, dans l'incision au bistouri du phlegmon de l'amygdale ; mais ce danger n'existe plus puisque nous préconisons la substitution au bistouri du crochet de Lermoyez, instrument dont l'emploi présente tous les avantages du bistouri, du moins dans ce cas, en supprimant tous les dangers.

Il semble au contraire que c'est en laissant l'affection évoluer seule jusqu'à l'évacuation de l'abcès, que

le malade courrait le danger des plus graves complications : œdème laryngé, thrombose de la jugulaire
interne avec infraction purulente possible, ulcération
de la carotide interne et surtout éventualité plus fréquente, propagation au latéro et au rétro-pharynx de
l'infection jusqu'ici cantonnée dans une amygdale.

CHAPITRE VIII

TRAITEMENT

Quelles règles devons-nous tirer, en ce qui concerne le traitement, aes considérations de tous ordres que nous venons d'exposer ? ,Etant donné le danger qu'il peut y avoir à laisser l'affection évoluer spontanément vers sa terminaison, on peut affirmer qu'il faut inciser le phlegmon. Toutefois dans deux de nos observations, l'abcès s'est ouvert spontanément : cela est dû à la longue durée de l'affection qui était parvenue au terme de son évolution ; cela est dû aussi au peu de résistance qu'offrent à l'issue du pus, lorsqu'il y est contenu sous une certaine tension, les parois de l'abcès. Aussi semble-t-il qu'en présence de la pusillanimité possible de la famille, et cela se voit très souvent, on pourrait adopter une autre tactique que l'intervention chirurgicale. · Cette tactique serait, soit l'expectation pure et simple, si l'abcès est pour ainsi dire sur le point de s'ouvrir de lui-même, soit l'administration d'un vomitif. Les seuls efforts provoqués par l'administration de sirop d'ipéca, ont suffi chez l'enfant de l'observation n° 1, par exemple, à déterminer l'ouverture spontanée et l'évacuation du pus. Mais si par hasard un premier vomitif ne produisait pas l'effet qu'on en attendait, il ne faut pas en administrer un second, en raison de la fatigue que causent au nourrisson les efforts de vomissement.

D'ailleurs l'intervention chirurgicale est là qui vient se recommander par sa grande facilité, et, ainsi que nous allons le montrer dans un instant, par sa parfaite sécurité.

Nous voici donc décidé à intervenir chirurgicalement. A quel moment doit-on le faire ? Dès que le diagnostic certain d'angine phlegmoneuse est posé, on pourrait, ont dit quelques auteurs, inciser l'amygdale, ou le tissu amygdalien, suivant les cas, alors même que la présence du pus ne serait pas certaine. Cette sorte de saignée locale, disent-ils, aurait sur l'évolution de l'affection une heureuse influence, et le pus ne se formerait pas, dans le cas où on n'en aurait pas rencontré. On peut rejeter cette façon de voir, mais en tout cas, si l'on s'est résolu à l'intervention chirurgicale, doit-on la pratiquer dès que la présence du pus s'est manifestée par ses symptômes habituels, fluctuation, apparition de points jaunâtres (ce signe n'est toutefois pas général).

Quant au lieu où s'exercera cette intervention, c'est celui qui est le siège de l'infection. Si l'on a affaire à un phlegmon amygdalien, on interviendra en pleine amygdale.

Si le phlegmon est périamygdalien, l'intervention portera au même lieu d'élection que chez l'adulte, c'est-à-dire sur le milieu d'une ligne allant de la base de la luette à la place de la première molaire. Quelquefois il faudra aller profondément, tandis que dans d'autres cas l'intervention sera tout à fait superficielle.

Comme instrument on peut employer le bistouri, bien qu'il présente quelques inconvénients. Nous n'irons pas jusqu'à dire que le bistouri est dans ce cas d'un usage

dangereux puisqu'on a démontré par des recherches
anatomiques précises (Rieffel, *Les rapports de l'amygdale avec les vaisseaux carotidiens*, Paris 1892) que
l'amygdale était située assez loin des vaisseaux, carotide et jugulaire interne, et du pneumogastrique ;
mais il est certain qu'il y a eu des accidents, depuis les
plus légers, jusqu'aux plus graves. Aussi comprend-on
que certains médecins hésitent à s'en servir, surtout
dans le cas d'un nourrisson. Si pourtant l'on veut
utiliser le bistouri, il faut se servir, comme l'ont fait les
Drs Mouchet et Roland (Observation n° 2) d'un bistouri dont on entoure la lame d'une bande de diachylon, de façon à ne laisser de libre que la pointe sur
une longueur d'environ 1 centimètre. De cette façon
on n'a pas à redouter de section artérielle.

Malgré toutes ces précautions opératoires, il est assu-
rément aussi efficace, et moins dangereux, de se servir
du crochet de Lermoyez. Si cet instrument n'a pas été
employé dans la seule intervention chirurgicale relatée
dans notre observation n° 2, c'est que l'opération était
urgente, il importait d'aller au plus rapide.

Le crochet de Lermoyez est constitué par une tige
de métal d'une longueur d'environ 12 centimètres,
adaptée à un manche semblable à un manche de bistouri, et coudée à angle droit à son extrémité, sur une
longueur d'environ 2 centimètres. Cette tige est mince
et ronde, et l'extrémité, qui en est la partie active, est
mousse. On l'utilise de la façon suivante : après avoir
ouvert la bouche du petit malade au moyen d'un
ouvre-bouche, on introduit l'extrémité du crochet, si
le phlegmon siège en pleine amygdale, dans une des
cryptes de cette amygdale, et laissant la partie ainsi
engagée en place, on tourne l'instrument entre ses
doigts ; on opère ainsi une torsion de la partie du tissu
amygdalien compris dans le coude du crochet ; cette
torsion tend la muqueuse, qui se rompt, donnant issue
au pus. Si au contraire le phlegmon est périamygdalien on introduit l'extrémité du crochet entre le pilier

antérieur de l'amygdale. On agite en tous sens le crochet, de façon que l'extrémité mousse vienne à un moment se mettre en rapport avec la paroi de la collection purulente, et la déchire, donnant issue au pus. Il est des cas où il faut introduire l'extrémité du crochet entre l'amygdale et le pilier postérieur : la manœuvre de l'instrument ne présente rien de particulier ; non plus si le phlegmon siège, comme c'est fréquent, dans la fossette sus-amygdalienne, dans l'angle des deux piliers. Cet instrument, outre qu'il permet d'ouvrir le phlegmon sans danger, facilite l'exploration de toute la gangue cellulaire péri et sus-amygdalienne.

Quant à l'attitude que l'on doit donner à l'enfant pendant l'intervention, c'est le cas de répéter ce qu'a dit Variot au sujet de l'incision des abcès rétro-pharyngiens : il faut prendre des précautions très minutieuses pour que le pus ne tombe pas dans le larynx. Aussi l'enfant doit-il être couché la tête basse et inclinée du côté malade. Dès que l'ouverture du phlegmon a été pratiquée, quel que soit d'ailleurs l'instrument dont on s'est servi, il faut lui mettre la tête en bas, de façon qu'il rende tout son pus par la bouche. Il ne s'en écoulera ainsi pas une goutte, ou du moins une quantité insignifiante dans le larynx. Quant aux soins consécutifs à donner, ils sont peu compliqués : on fera des lavages fréquents de la bouche, au moyen d'un bock, avec un liquide faiblement antiseptique, eau boriquée, ou même simplement eau bouillie, on assurera l'antisepsie du nez en y introduisant une petite quantité de pommade au menthol, par exemple. Quant à la petite plaie opératoire, il n'y a aucun pansement d'aucune sorte à y appliquer. Les suites opératoires sont nulles ; dans deux ou trois jours, l'enfant est complètement guéri.

Toutes ces considérations, du moins celles d'étiologie, de symptomatologie, d'évolution, de pronostic, ne doivent pas être prises dans un sens plus large et plus général que celui que nous leur donnons ici, de même que les conclusions que nous allons énumérer dans un instant . Elles nous ont paru découler naturellement, et c'est pourquoi nous nous sommes efforcé de les mettre en relief le plus possible, des trois observations que nous avons recueillies ; mais évidemment trois observations ne peuvent suffire pour juger en'dernier ressort d'une question aussi importante. Peut-être un jour viendra où, d'observations plus nombreuses et différentes, on tirera des conclusions dissemblables en quelques éléments des nôtres, mettant en valeur certains points que nous avons laissés dans l'ombre et réciproquement. Ainsi le veut la loi du progrès, de la perpétuelle marche en avant dans les sciences. Mais du moins nous avons conscience d'avoir été sincère, et peut-être nous attribuera-t-on le mérite d'avoir porte un peu de lumière et attiré, en quelque sorte, l'attention sur cette question de l'amygdalite phlegmoneuse du nourrisson.

CONCLUSIONS

1. — L'amygdalite et la périamygdalite, affections banales chez l'adulte, sont une rareté chez le nourrisson.

2. — Cette rareté est essentiellement liée à la pathologie du nourrisson : n'ayant pas eu d'angine antérieurement, il n'a pas de lésion cicatricielle de l'amygdale, oblitérant les cryptes, ou soudant les piliers.

3. — L'absence de ces lésions entraîne l'absence d'infection latente, pouvant se réchauffer et donner lieu à l'amygdalite phlegmoneuse.

4. — L'anatomie du pharynx et les affections rhino-pharyngiennes, si fréquentes chez l'enfant, localisent les infections au pharynx plutôt qu'à l'amygdale.

5. — La fréquence de l'amygdalite phlegmoneuse est rare, à moins pourtant qu'on admette qu'elle peut passer inaperçue, ou être prise pour un phlegmon latéro-pharyngien.

6. — L'infection est plutôt périamygdalienne qu'amygdalienne

7. — Dans l'étiologie, on ne relève que des affections du rhino-pharynx.

8. — Peut-être la contagion est-elle possible de la mère à l'enfant

9. — Le tableau clinique général rappelle dans ses grandes lignes celui de l'adulte.

10. — Les quelques particularités symptomatiques chez le nourrisson seraient la dyspnée, le peu de dysphagie, le peu de trismus, les modifications du cri, l'altération grave de l'état général.

11 — L'évolution et les complications n'ont rien de particulier, l'abcès peut s'ouvrir spontanément

12 — Le seul diagnostic à faire est celui des infections rétro et surtout latéro-pharyngiennes, dont le tableau clinique est le même, mais qu'un examen attentif permet de différencier.

13 — Le pronostic est bénin.

14. — Le traitement se résume ainsi : évacuation aussi rapide que possible, soit médicalement par l'administration d'un vomitif, soit chirurgicalement. On peut dans ce cas employer le bistouri, et le lieu d'élection pour l'ouverture est le même que chez l'adulte, ou plutôt le crochet de Lermoyez, instrument dont l'emploi ne présente aucun danger et qui permet d'explorer toute l'atmosphère péri-amygdalienne.

15. — Il faut absolument veiller à ce que le pus ne tombe pas dans le larynx de l'enfant, et, pour cela, l'opérer en position déclive, la tête renversée.

BIBLIOGRAPHIE

DE ANGELIS. — *Archives italiennes de laryngologie*, Naples, 1906.

BOKAY. — Traitement des Maladies de l'Enfance. Tome II.

BRETON. — *Thèse Paris*, 1883.

CHAUVEAU. — *Archives internationales de laryngologie*, de *rhinologie*, et *d'otologie* (Années 1905, 1906, 1907, 1908).

CLARENCE RISS. — Etiologie des amygdalites suppurées, et son traitement chirurgical (*Médical Record*. New-York, 1901).

DAMASCHINO. — Leçons sur les maladies du tube digestif.

DUPRÉ. — Traité des maladies de l'enfance. Tome II.

FERRY. — *Thèse Paris*, 1903.

GOUGUENHEIM. — Amygdalite phlegmoneuse suppurée (*Gazette Médicale de Paris*, 1894).

GUÉRIN. — *Thèse Paris*, 1906 (Amygdalites aiguës).

JOHAN. — *Thèse Paris*, 1883.

LANDOUZY. — *Gazette des hôpitaux*, 1885.

LASÈGUE. — Traité des angines.

LERMOYEZ. — *Annales des Maladies de l'oreille et du larynx* (Paris, 1905, 1906, 1907, 1908).

MILSONNEAU. — *Thèse Paris*, 1885.

MORESTIN. — Traité de Chirurgie Le Dentu et Delbet.

MOURE. — *Revue hebdomadaire de laryngologie* (Bordeaux, 1905, 1906, 1907, 1908).

REID. — *Archives of. Laryngologie*. New-York, 1880.

RENDU. — *Société Médicale des hôpitaux*, 1891.

RICHARDIÈRE. — *Semaine Médicale*, 1891.

SALLARD. — *Thèse Paris*, 1892.

VERGELY. — *Journal Médical de Bordeaux*, 1886.

Louis LOUP, imprimeur, 15, rue de la Barrière, RODEZ.

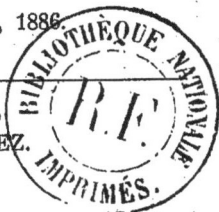

51